AF296728
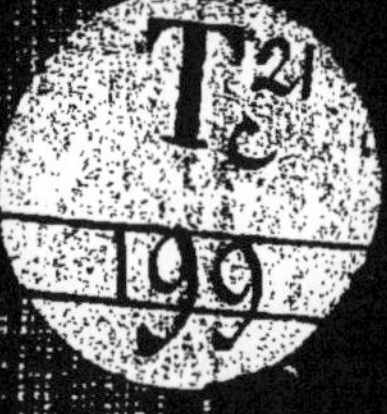

LA RÉFORME

DE

L'ALIMENTATION

LA RÉFORME

DE

L'ALIMENTATION

EXPOSÉ SOMMAIRE DU VÉGÉTARISME

I

SES BASES SCIENTIFIQUES

PAR LE D^r V.

de la Société Végétarienne de France

Prix : **0 fr. 50**

Société Végétarienne de France

13, RUE FROISSART

PARIS

PROBLÈME DE L'ALIMENTATION

Y a-t-il une réforme à faire ?

Etes-vous complètement satisfait de votre
santé, de celle de votre famille, de vos amis, de
vos contemporains en général, alors jetez ces
lignes ; le végétarisme n'est plus qu'une fan-
taisie alimentaire, un caprice de l'oncle Sarcey,
indigne d'occuper votre temps !

Mais si vous êtes réduit, comme presque tout
le monde maintenant, à prendre pour une
bonne santé la possibilité d'aller et venir à
peu près régulièrement malgré certains accès
de migraine, de rhumatisme, de goutte, qui déjà
vous inquiètent en pleine force aux heures de
réflexion ; si autour de vous les babys joufflus,
d'un rose vif, succombent, en grand nombre,
aux convulsions, à l'entérite ; si l'on observe
avec une douloureuse stupéfaction chez les
adolescents des maladies naguère encore ré-
servées à l'âge mûr ; si des jeunes filles chloro-
tiques, à la taille de guêpe, et des conscrits
réformés en quantité de plus en plus effrayante,
ne laissent espérer de leur union qu'une gé-

nération étiolée ; si les chirurgiens trouvent, depuis quelques années, dans leurs semblables et surtout dans les femmes, taillables à merci, une mine abondante d e profits scandaleux ; il n'est peut-être plus si téméraire de penser que notre manière de vivre présente quelque chose de vicieux, d'erroné, et que spécialement l'alimentation, qui introduit directement au fond de notre corps les éléments mêmes de la vie, pourrait bien ne pas échapper absolument à tout reproche.

La dégénérescence évidente de la race au fur et à mesure que la diffusion du bien-être permet à la médecine officielle de lui imposer le préjugé maintenant cinquantenaire des bienfaits de la viande n'est-elle pas la condamnation trop éloquente du régime soi-disant fortifiant ? et sa faillite ne vous conduit-elle pas à étudier impartialement les exigences de notre nature à ce point de vue ?

Si elle était obéie, la vigueur, son apanage normal, ne renaîtrait-elle pas évidemment ?

La lui rendre par une réforme hygiénique complète, c'est le but du végétarisme.

Son nom même lui sert de définition, non pas pour les esprits superficiels égarés par sa ressemblance avec le mot *végétal ;* dont ils concluent sans autre embarras que le végétarien ne peut manger que des plantes et doit les consommer toutes indistinctement, mais pour

l'homme tant soit peu au courant de la philo-
logie, même pour celui qui possède simplement le dictionnaire de Littré.

— Pourtant *végéter* ne signifie-t-il pas me-
ner une existence maladive, décliner ?

— Oui, à notre époque, par un singulier ren-
versement de son sens originaire, on le prend
avec cette acception ; et encore, quand il s'em-
ploie au point de vue technique, il a gardé sa
valeur première. La végétation n'est-elle pas
le développement des êtres du règne inférieur
à celui des animaux ? Et le végétal n'est-
il pas ainsi nommé pour le distinguer du
corps inerte, du minéral privé de la puissance de germination et de croissance qui
l'anime ?

Tous ces noms viennent comme le verbe *végéter* de la racine commune *vegetare*, donner le mouvement, augmenter, fortifier et
aussi, au sens neutre, dans la latinité posté-
rieure, croître, se développer, dit Littré.

L'Eglise ne demande certes pas à Dieu l'affaiblissement de ses fidèles quand elle lui
adresse cette prière. « *Ut divinis vegetali sa-
cramentis ad eorum promissa capienda
præparemur* (1).

---

(1) Oraisons du IIe dimanche après l'Epiphanie,
du samedi après le IIe dimanche de carême et du
XIXe dimanche après la Pentecôte.

Elle parle tout simplement la langue d'Horace, de Sénèque, de Pline, d'Aulu-Gèle, qui tous entendent ainsi soit *vegetare* soit l'adjectif *vegetus*, vigoureux, dont les Anglais ont tiré le mot *vegete*. Ils en formèrent plus tard le nom de végétarien quand, selon leur habitude, ils mirent en pratique le régime naturel auquel un Français, Gleizès, avait eu l'honneur de rappeler l'humanité.

« Alors, disent avec un sourire narquois certaines gens toujours prêts à formuler la thèse de leurs adversaires en termes dont l'exagération leur permette un mépris de bon ton, capable de les classer parmi les sages, « alors vous croyez que le végétarisme rendra tout le monde vigoureux ? »

Nullement. Le végétarisme n'est pas une panacée et n'a point la prétention de guérir *tous les malades* ; mais, en replaçant la nature humaine dans les conditions les plus favorables à son libre épanouissement, il nous met à l'abri de *toutes les maladies*, simples accidents dûs à la violation des lois de cette nature, à la différence de la thérapeutique actuelle qui, ne se préoccupant en aucune façon de maintenir l'organisme en bonne santé, attend que les principes morbides y aient pénétré et grandi pour repousser avec une pilule *ad hoc* chacune de leurs manifestations une fois reconnue et cataloguée sous un nom distinct. Le végétarisme, professant qu'elles ont pour cause unique l'affaiblissement de la force vitale, cherche à la prévenir et à la supprimer.

Mais s'il y parvient chez des sujets qui possèdent encore complète ou à peine entamée cette force vitale, il est impuissant, au contraire, chez les individus en qui sa diminution déjà ancienne ne permet plus à celle-ci de réagir contre les effets du régime défectueux dont il les débarrasse tardivement.

Et voilà comment ce n'est pas lui qui est ridicule en empêchant la phtisie aussi bien que la maladie de cœur et la goutte ; mais bien cette médecine dont la dernière invention attribue chaque phénomène pathologique à un microbe particulier, et qui s'efforce de le tuer par l'inoculation d'un sérum spécial, sans s'apercevoir que l'accumulation de semblables poisons dans notre pauvre corps le terrasse beaucoup plus sûrement que les atteintes problématiques de telle ou telle épidémie.

Pourtant quelques expérimentateurs l'ont avertie que le microbe, s'il est l'auteur et non le simple compagnon de la maladie, n'évolue que dans un milieu favorable, admirable justification du végétarisme qui assure à notre tempérament une résistance suffisante à tous les microbes dont l'immense variété défie le génie inventif des Pasteuriens.

Et c'est cette même école obsédée de la peur des microbes qui n'hésite pas à nous faire avaler tous les jours les ptomaïnes de décomposition si abondantes dans la chair des animaux !

Un peu plus de raison ! Comme l'a fort bien qualifié le Docteur Bonnejoy, le végétarisme est, avant tout, rationnel. Il est lumineux pour les esprits sans préjugés, capables de substituer à la multitude des connaissances de détail, considérées maintenant comme la science, un peu de jugement et de logique.

Sans doute il porte principalement ses soins sur la nourriture parce que c'est là que se commettent le plus de fautes contre l'hygiène naturelle, mais à quoi servirait de fermer une porte à l'ennemi, si on lui en laissait d'autres ouvertes ! Aussi réclame-t-il l'exercice, l'aération indispensables aux muscles et aux poumons, et condamne-t-il dès lors le séjour dans les habitations exiguës, à huis-clos, et l'exagération de certaines modes qui déforment le corps au point qu'en dix ans les mannequins-types des confectionneurs ont subi une modification considérable.

Il blâme l'usage de tous les poisons comme l'alcool et le tabac, mais contre ces derniers la Faculté commence à protester à son tour, et mieux vaut nous circonscrire à l'examen du régime alimentaire naturel vers lequel ses docteurs reviennent bien plus lentement.

BASES SCIENTIFIQUES

D'UNE ALIMENTATION RATIONNELLE

I

Les enseignements de la biologie.

Poursuivant, comme son nom l'indique, le but de donner à notre corps toute la vigueur possible, le végétarisme cherche la nourriture qui lui fournira le plus de forces et lui imposera le moins de fatigues.

Trouver les éléments indispensables à la vie : azote, carbone, sels organiques.... sous la forme où ils auront le maximum de valeur et seront le plus facilement assimilables tout en restant le plus complètement dégagés des matières étrangères et nuisibles à l'organisme, dont l'élimination, nécessaire pour éviter l'empoisonnement, l'épuiserait en efforts stériles, telle est la règle indiquée par la raison.

Nous ne saurions donc les demander à la viande.

En effet l'animal est au point de vue physio-

logique presque aussi perfectionné que nous;
et plus la vie d'un être est élevée, intense, plus
son entretien décompose rapidement et profondément les substances dont il s'alimente et
dont les déchets, emportant leurs parties nuisibles, sont rejetés à travers les conduits natu-
rels jusqu'au dehors. Par conséquent mangeât-
on, comme les Abyssins, des morceaux de bêtes vivantes, les substances alimentaires s'y
rencontreraient déjà usées par la vie de l'animal, dépréciées en quelque sorte, et de toute
façon mélangées dans ses muscles aux déchets
en voie d'expulsion qui n'auraient pas encore
eu le temps de sortir des profondeurs où s'o-
père la nutrition pour parvenir aux orifices.

C'est la traduction en langue profane d'un
savant exposé de Mr Lefèvre, agrégé des scien-
ces biologiques (1), sur la nutrition, travail
admirable des cellules composant le corps vivant :

« Doué d'un pouvoir analytique considérable,
dit-il en terminant, le corps de l'animal pendant la vie est le siège d'une désassimilation

---

(1) *Revue générale de la méthode Kneipp*,
1er juillet et 1er octobre 1896, 1er mars et 1er avril
1897. Plusieurs attaques contre le végétarisme
ayant été publiées dans cette revue, M. Lefèvre a
sollicité de son directeur l'insertion d'une réponse
dont nous extrayons les passages cités.

intense par laquelle les produits et éléments
anciens et nuisibles font place aux nouveaux,
identifiés au protoplasma par assimilation, et
se séparent de la masse vivante générale pour
entrer dans le monde extérieur. Avant la mort
les tissus des animaux contiennent déjà des
toxines dangereuses (leucomaïnes) »

A combien plus forte raison obligés de consommer la viande de longues heures après la
mort qui arrête l'entrée des aliments frais
dans le corps de la victime pour laisser s'y
développer seule avec une effrayante rapidité
une décomposition universelle, y puiserions-
nous, outre des produits de dénutrition et de
désassimilation une quantité de résidus pro-
venant de la putréfaction cadavérique, résidus
puissamment toxiques !

Ecoutons encore M. Lefèvre nous le dire en
termes techniques :

« Tout organe ou tissu emprunté au cada-
vre d'un animal ou même brusquement séparé
du corps vivant est immédiatement soumis à
de nouvelles fermentations protoplasmiques
qui, aux toxines normales de la vie (leucomaïnes) ajoutent les redoutables toxines du cada-
vre (ptomaïnes) ».

La gravité dés moindres piqûres que les
bouchers se font avec leurs couteaux ne nous
montre que trop leur énergie.

Ce serait en vain que l'on compterait sur

1.

la cuisson de la viande pour en détruire les
ptomaïnes, qui, n'étant pas des êtres vivants,
ne peuvent mourir. La ptomaïne est le résultat de l'activité microbienne ; c'est en réalité
l'excrément des bacilles, poison si subtil qu'il
finit par empoisonner même ceux-ci dans
les bacillons de culture où ils se dévelop-
pent.

Certaines ptomaïnes peuvent être décompo-
sées par la chaleur et perdre leurs propriétés ;
mais cela ne se produit pas toujours, et la
cuisson donne une chaleur insuffisante pour
neutraliser les ptomaïnes de la viande.

D'autre part ses produits de déchet, de dé-
assimilation : créatine, créatinine, xanthine,
hypoxanthine carnine, acide urique, acide
hyppurique, guanine, acide oxalique, tous ces
poisons chimiques contenus dans la chair
musculaire ne sont absolument pas altérés par
la cuisson.

Sans doute les parois de notre estomac ne
leur permettant pas de pénétrer dans le sang
aussi vite que par une injection directe dans
nos veines, nous ne courons pas les mêmes
risques en avalant un bifteck ; mais il ne saurait être inoffensif d'introduire dans nos organes de semblables poisons même atténués. Il
faudra que ceux-ci s'empressent de les éliminer, s'ils en ont encore la force ; d'où une
fatigue qui diminue leur activité utile, et si

nous la leur causons fréquemment, tous les jours, nous les épuiserons.

Le véritable surmenage, le voilà !

Succombant à un travail gastronomique exagéré bien plus souvent qu'à un excès de travail intellectuel, notre organisme ne suffit bientôt plus à chasser les ennemis à qui chaque repas apporte du renfort et qui, s'accumulant sournoisement dans quelque recoin de notre corps, y attendront l'occasion favorable d'un refroidissement, d'une blessure, d'une épidémie abaissant encore la force de résistance de nos défenseurs, pour nous livrer sous forme de fluxion de poitrine, de rhumatisme, d'abcès, de grippe infectieuse, un assaut où nous pourrions fort bien succomber. On en accusera la cause secondaire ; le nom de la maladie figurera sur l'ordonnance du médecin, ornera la statistique funéraire, sans que personne comprenne l'origine réelle du mal.

Pour braver de tels dangers, se soumettre à des fatigues superflues, devons-nous donc découvrir dans la viande, quelque précieux aliment refusé à des denrées plus pures ? Nullement, tout ce qu'elle contient lui vient forcément du règne végétal.

Le bœuf ni le mouton n'empruntent à leurs congénères de côtelettes ou de rosbifs. Simples consommateurs des produits du sol, c'est aux herbes de la prairie qu'ils dérobent même l'azote qu'ils nous transmettent.

Ne vaut-il pas mieux à leur exemple le prendre dans les magasins de la nature, fruits, légumes, à l'état de fraîcheur et encore pourvus de toute leur énergie que de l'extraire avec peine des fibres de l'animal pour livrer à notre organisme, au moment où la suractivité éliminatrice que nous lui imposons exigerait une nourriture plus forte, des substances privées par une première utilisation d'une grande partie de leur valeur.

Autant vaudrait se servir de vieux habits pour faire une pièce de drap, en tissant de la chaîne et de la trame qui les formaient une laine usée, imprégnée de mille poussières. Assurément ce serait encore de la laine, mais elle ne donnerait jamais un tissu comparable à celui dont la douceur et la propreté attesteraient l'emploi d'une matière première neuve.

Ce qui semblerait insensé pour l'habillement, comment l'admettre dans l'alimentation ?

Le végétal nous présente intacts les éléments dont nous avons besoin, préparés sous une forme facilement assimilable par la merveilleuse chimie des plantes ; ils y conservent leur vitalité jusqu'au moment où nous le consommons ; et, si c'est avec raison que certains savants le dotent d'un fluide vivifiant, cause ou simple compagnon de sa faculté germinative, il nous le communique lorsque mangé cru, comme le fruit, il nous cède directement sa vie.

En tout cas, même quand nous faisons cuire les légumes ou les fruits, nous les cuisons avant toute décomposition sérieuse. » Leurs protoplasmas, dit encore M. Lefèvre, en les comparant à ceux des animaux, leurs protoplasmas chlorophyllins ont un remarquable pouvoir de synthèse. Avec le carbone contenu dans l'acide carbonique de l'air, avec l'oxygène et l'hydrogène de l'eau de la sève et l'azote des matières ammoniacales, les végétaux verts fabriquent les matières alimentaires nécessaires à leur propre subsistance et à celle du monde vivant tout entier. Ils sont toujours remplis d'une abondante réserve nutritive, leur désassimilation normale est trop faible pour que la quantité de toxines produites soit appréciable. Ils ont de plus le singulier privilège quand des influences externes les privent de leur vie active » — autrement dit, quand séparés de la plante ils ne peuvent plus se développer —« de rester dans une sorte d'engourdissement ou de vie latente, conservant à leurs protoplasmas une résistance passive aux causes néfastes qui les entourent, les mettant à l'abri de toute altération profonde en attendant le retour des circonstances normales. »

« C'est à l'état de vie latente parfaite (anhy-
drobiose) ou tout au moins à l'état de vie ra-
lentie que se trouvent les graines et fruits secs
(haricots, lentilles, pois, céréales, châtaignes,
noix, amandes) ainsi que les racines tubercu-
leuses et bulbes (pomme de terre, topinambour,
carotte, navet, radis, salsifis, oignons, etc...)
Bien loin d'être des cadavres, ces aliments végétaux essentiels sont sources de vie et de re-
production. Aucune fermentation propre ne les
altère ». Parfaitement conservés jusqu'au moment où nous leur enlevons définitivement la
vie en les mangeant, les végétaux n'ont donc
pas le temps alors de subir même un commen-
cement de la lente putréfaction qui suit chez
eux la cessation de l'existence. Et si c'est par
une cuisson préalable que nous la leur enlevons,
la chaleur détruit les ferments qui devien-
draient les agents nécessaires de cette putréfaction. Jusqu'au moment de les mettre sur le
feu vous pouvez les planter, et en poussant,
ils vous prouveront la persistance de la vie
latente qui les préserve de toute altération.
N'a-t-on point vu germer encore des grains
exhumés au bout de 2000 ans des sépultures
égyptiennes !

Le légume vert, le fruit, sans se conserver
aussi longtemps, vous garantissent toute sécu-
rité, quand vous ne prolongez pas outre mesure leur attente dans l'office. Aussi le végé-

tarien veille-t-il à les employer pendant qu'ils sont tout frais.

Donc avec eux rien à craindre des ptomaïnes ; ils ne nécessitent contre l'influence de ces dernières aucune réaction qui vienne diminuer le profit à tirer de leurs richesses.

Les œufs et le lait nous offrent à peu près les mêmes avantages.

L'œuf est un germe vital, lui aussi, et non le résidu d'un organisme ayant achevé son cycle, dès lors sa substance nous livre encore entières les propriétés dont elle est douée pour la production du muscle.

Le lait destiné à entretenir la vie diffère profondément de l'animal qui en anéantit la valeur dès qu'il s'en nourrit.

Dérivés cependant du règne animal ces produits sont exposés à une prompte corruption. Quand ils sont consommés sans retard, ils n'en satisfont pas moins, ainsi que le fromage et le beurre de même nature que le lait, aux conditions d'une nourriture rationnelle, dont la première est, suivant la belle doctrine de Bonnejoy, de posséder la vie en puissance.

Ces conditions on les connaît assez maintenant pour comprendre que le premier principe du végétarisme soit l'exclusion de toute chair, de tout ce qui a vécu : viande, poisson ou volaille.

II

Les règles de la prudence.

Les considérations que nous venons de présenter étant la véritable raison d'être du végétarisme, il importe d'y insister pour donner à l'esprit une satisfaction complète et d'autre part pour écarter immédiatement toutes les objections d'adversaires sans cesse disposés à vous attribuer une thèse dont la fausseté évidente leur assure le facile triomphe d'une réfutation éclatante.

Nous ne repoussons pas la viande parce qu'elle ne contient pas d'éléments nutritifs, l'homme lui-même pouvant l'utiliser pour sa nourriture, au moins partiellement; et dès lors c'est en vain que l'on invoquerait l'existence des carnivores pour confondre le végétarisme; mais nous disons que, les substances nécessaires à la vie ne se trouvant nulle part à l'état chimiquement pur, il ne suffit pas de rencontrer de l'azote ou du carbone dans un corps pour l'employer à son alimentation, sans autre souci que de calculer la quantité qu'il en contient.

L'azote et le carbone se présentant com-

binés avec d'autres substances, force est bien
de se préoccuper de la qualité de ces dernières.
S'il en est de difficiles à dissocier, et surtout
de nuisibles, nous devrons chercher l'azote
et le carbone dans les corps où ils auront des
compagnons moins compromettants. Or c'est
dans l'animal qu'ils sont le plus mal avoisinés.

La place nous manque pour reproduire ici
le petit cours de biologie si intéressant dans
lequel M. Lefèvre (1) explique la nature et le
fonctionnement des organismes animaux et
végétaux. Il suffit de prendre pour base les
faits acquis désormais par la science.

Destinée à la locomotion la musculature est
un agent de dépense et de destruction des
substances qui lui fournissent la vie ; elle
accumule rapidement en elle-même pendant
la durée de celle-ci des détritus toxiques.

Destiné à l'élaboration des matières alimentaires du monde vivant, le végétal est un
agent de recette ; chez lui la déssassimilation
est réduite au minimum. Il n'est jamais encom-
bré de résidus dangereux comme le muscle et
emmagasine au contraire les éléments utiles à
la vie des animaux et à la sienne.

Même après sa mort par la cuisson ou la
consommation à l'état cru, ses cellules ne
se décomposent pas assez vite pour l'en-

------

(1) *Loco citato.*

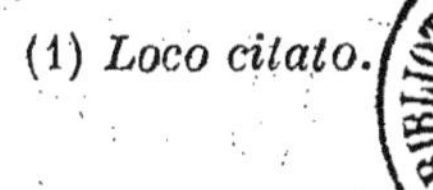

combrer d'une manière sérieuse de déchets perfides.

Donc entre les deux il n'y a pas à hésiter. Celui qu'il faut manger à égalité de richesse, c'est celui où les combinaisons contenant l'azote, le carbone, etc... sont le moins modifiées et le moins mélangées aux toxines, ce sont le blé, le pois, la pomme, que vous pouvez garder de longs mois dans vos sacs et non le bifteck dont en moins de deux jours la décomposition se manifeste avec tant d'énergie qu'il faut le jeter.

Vous avez faim, deux morceaux de pain sont à votre disposition : l'un tombé par mégarde dans un tas d'ordures, l'autre resté intact entre vos mains; aurez-vous la sottise de manger le premier sous le prétexte qu'il est aussi nourrissant que le second ?

Réduite à ces termes la question alimentaire est des plus simples, et le bon sens à lui seul met hors de conteste la solution que lui donnent les végétariens.

Prendrez-vous pour arriver à une heureuse vieillesse un chemin raboteux, à travers la forêt obscure où des troupes de brigands vous guettent, ou choisirez-vous la grande route sur laquelle vous n'êtes guère exposé à rencontrer que quelques pochards isolés faciles à repousser ?

Risquerez-vous sur le chemin de la vie votre santé en mangeant une viande toujours chargée de poisons, ou préférerez-vous les fruits, légumes, œufs et lait n'en présentant qu'une quantité négligeable, si tant est qu'ils en contiennent?

— Mais, direz-vous, j'ai traversé votre forêt de Bondy depuis longtemps sans inconvénient, et les carnassiers mangent impunément la viande que vous dites si dangereuse.

— Cela prouve tout simplement que, grâce à une constitution très solide, à une santé parfaite, et à l'aide de circonstances favorisant votre puissance éliminatrice, vous avez vaincu et expulsé chaque jour les brigands, les toxines : « La viande par nature, dit encore M. Lefèvre, exerce une action malsaine sur tout organisme qui l'absorbe, mais ses effets peuvent passer plus ou moins longtemps inaperçus, lorsque, par tempérament, par profession, par précautions hygiéniques (hydrothérapie, exercice méthodique) ou par occasions (excursions, voyages, chasses, manœuvres ou service militaire) l'activité vitale et le travail d'élimination sont intenses. »

Mais êtes-vous sûr d'avoir toujours la vigueur suffisante pour disperser vos ennemis? et ne voyez-vous pas que ces combats vous épuiseront inévitablement à la longue, à supposer même qu'une circonstance extérieure, refroidissement, immobilité prolongée dans un bureau, excès de travail, etc..., ne vous affaiblissent pas temporairement en face d'adversaires qui ne désarment jamais.

Que d'hommes abusent impunément en apparence de leur jeunesse dans les affaires ou les plaisirs, s'imaginant être à l'abri d'une fatigue qu'ils ne sentent pas encore, mais dont l'effet se produira tout à coup vers 40 ou 50 ans, irrémédiable hélas ! dès ses premières atteintes.

Quant aux carnassiers, ils sont armés contre les inconvénients de la viande par la Providence qui, dans l'ordre admirable de la création leur a imparti le rôle de faire disparaître les animaux dont la pullulation encombrerait le globe ou l'empesterait de leurs cadavres. Nous verrons précisément que la forme de leurs organes, la puissance de leurs sucs gastriques manquent absolument à l'homme.

Le parti le plus sûr est toujours le meilleur ; surtout si vous ne possédez pas une de ces santés parfaites si rares de nos jours, ne bravez pas les microbes, ils auraient vite fait de découvrir votre point faible ; ne traversez pas la forêt, votre démarche peu assurée vous désignerait assez aux tentatives des malfaiteurs.

Qu'on veuille bien le remarquer, pour conserver à la raison fondamentale du végétarisme une valeur irréductible, nous n'a-

vons jusqu'ici envisagé que les inconvénients inhérents à la *nature* même de la
viande, ceux à cause desquels elle présente
comme aliment un vice constitutif; nous avons
examiné la chair de l'animal supposé en pleine
santé au moment de sa mort, mais hélas !
c'est là une hypothèse presque gratuite.
Le voyage à pied ou en voiture qui le conduit
aux abattoirs, les mauvais traitements de con-
ducteurs brutaux, la frayeur, lui infligent
avant son immolation une fatigue qui multi-
plie en lui les toxines.

Et combien de bêtes échappent-elles à la
maladie jusqu'à leur départ pour la bouche-
rie ? La seule institution d'inspecteurs spé-
ciaux chargés de découvrir celles qui s'en trôu-
vent atteintes nous montre la fréquence et le
caractère insidieux des affections morbides
auxquelles elles sont exposées.

Bien mieux, les gourmets les exigent, ces
affections ! Il leur faut des foies gras par exemple. Ils s'extasient devant les bœufs chez lesquels un embonpoint exagéré n'a été obtenu
que par un développement disproportionné et
par conséquent maladif de certaines de leurs
parties, véritable hypertrophie graisseuse.

Quel droit ont-ils ensuite à se montrer si
sévères contre d'autres genres de maladies
moins en faveur, que des éleveurs peu conscien-
cieux dissimulent chez les sujets dont ils ne

veulent pas perdre la vente ? Les statistiques réunies en 1867 par le professeur Gamgee ont prouvé qu'un cinquième de la quantité totale de viande consommée vient de bêtes affligées de diverses maladies.

Un grand nombre de celles-ci hélas ! sont contagieuses pour l'homme. Qui n'a entendu parler de la trichinose spécialement répandue par le porc ? Les vers intestinaux, le ver solitaire, la pleuropneumonie, l'anthrax, la consomption qui frappe le plus souvent les Esquimaux très carnivores, le cancer très fréquent chez le mouton d'Australie, la typhoïde, la scarlatine, le mal de Bright, menacent également celui qui mange le bétail contaminé de ces affections ; mais la plus terrible est cette tuberculose dont les ravages ont suscité la formation d'une ligue pour les combattre. Le Dr Carpenter affirmait au congrès sanitaire tenir d'un inspecteur que les 80 centièmes des animaux reçus au marché de Londres en étaient atteints ; et elle peut se communiquer même par le lait, danger qui impose une grande prudence dans l'usage des produits dérivés du règne animal et qui justifie assez la répulsion qu'ils inspirent aux végétariens les plus stricts.

Nouvelle preuve de la supériorité du règne végétal, aucun principe morbide ne pénètre dans les plantes ! Contraintes à pousser dans les plaines d'Achères où les égoûts de Paris répandent les résidus infectieux de toute la capitale, ils savent y choisir avec un parfait discernement les éléments utiles sans jamais laisser monter dans leurs tiges les germes malsains ; et s'ils peuvent transporter ces derniers chez le consommateur, c'est à leur surface où les auront déposés des arrosages imprudents voire même les poussières de la rue tombant sur les étalages qui envahissent les trottoirs à circulation intense.

Un bon lavage extérieur les en débarrassera, et la ménagère soigneuse n'aura jamais à redouter qu'ils recèlent d'inexpugnables ennemis dans leurs flancs comme la viande.

L'introduction dans notre corps de principes infectieux tout formés voilà donc le premier et inévitable effet de la consommation de la viande, il nous reste à voir les maux qu'elle y fait naître par son action directe sur nos organes.

---

(1) Gabriel Viaud, *La nature et la vie*. Paris, Mendel, 1897, pp. 22 et s.

III

Les avertissements de la pathologie.

La viande excite l'organisme d'une manière désordonnée. Elle ne subit aucunement l'action de la salive chargée de commencer la digestion de nos aliments aussitôt entrés dans le corps et impose à l'estomac un travail forcé. Ses fibres ne se désagrègent que grâce à une sécrétion très abondante des sucs gastriques (pepsine, acide chlorhydrique) entraînant une irritation artificielle de la muqueuse stomacale. De là l'usage des épices et condiments indispensable aux grands mangeurs de viande, et très nuisible aux parois de l'estomac et aux autres organes digestifs dont il altère le fonctionnement. C'est l'une des causes de la dyspepsie qui sévit chez les habitants des pays où le bon marché de la viande en favorise la consommation exagérée, comme aux Etats-Unis.

Dès que la chimie stomacale a séparé la fibre indigeste des matières susceptibles d'être absorbées, celles-ci passent dans le sang qu'elles surchagent de matières azotées. Une dépense supplémentaire d'oxygène parvient seule à les consumer; et les poumons doivent y subvenir par une aspiration d'air frais et une expiration d'acide carbonique plus rapides. Une quantité de viande contenant 1 gr. de carbone nécessite une inhalation de 2 gr. 257 d'oxygène atmosphérique tandis que 1 gr. 686 suffit pour la masse de blé offrant la même dose de carbone (1).

L'assimilation réclame un déploiement de force vitale plus grande.

En un mot toutes les fonctions sont accélérées, ne laissant plus aux échanges vitaux le temps de s'accomplir parfaitement.

Les pulsations se succèdent plus vite, la peau devient plus brûlante.

Cette excitation porte particulièrement sur le système nerveux dont l'un des deux centres, le plexus solaire, est justement situé derrière l'estomac, siège principal de cette effervescence, et influe directement sur le second centre, le cerveau, à cause de la communication intime qui le relie au premier.

Leven a naguères attiré l'attention sur cet effet du régime carné, et le rôle du système nerveux dans notre organisme indique suffisamment jusqu'où il peut s'étendre.

---

(1) Docteur Nobin *Réforme alimentaire* 1899, n° X, p.13. Smith (*Fruits and farinacea*, p. 103), dit que les herbivores perdent 1/10 de leur oxygène pendant que les carnivores en perdent seulement 1/5.

L'épuisement, un échauffement général, et dès lors une diminution de notre résistance à toutes les influences délétères, une prédisposition à la phtisie et aux maladies inflammatoires, notamment au cancer dont la fréquence augmente avec l'abus de la viande suivant Bouchard, Waugh, Williams, Reiche, telles en sont les suites logiques (1).

Ajoutons que la grande proportion de matières albuminoïdes contenue dans la viande occasionne un excès d'azote dont nous expliquerons les conséquences dans le chapitre spécialement consacré à l'examen de l'utilité réelle de ce dernier, conséquences auxquelles nos organes s'efforcent de remédier en redoublant d'énergie éliminatrice.

Surmenage de tous côtés, tel est le bilan de

---

(1) Voir *Messager de l'hygiène* 1er août 99. *Le Lancet* (cités *Réforme alimentaire* d'août 99, p.16).

— « En 1840 sur 1 million d'habitants 177 mou« raient du cancer, en 1896 il en meurt 764.

« M. Williams attribue la fréquence de plus en «plus grande du cancer à une vie moins active et « à une alimentation trop abondante, surtout à l'in« gestion de trop grandes quantités de viande. La « statistique de Reiche où la mortalité par cancer « est établie pour diverses catégories d'âges semble « donner raison à l'hypothèse de Williams (Résumé du Dr Raume dans la *Presse médicale.* — *Journal de médecine* du 25 mai 1900).

ces excitations variées, comme de toutes celles causées par d'autres stimulants, alcool,
café, etc.....

Le conseiller à des hommes vigoureux dont
il abrégera la vie à la longue est déjà une faute,
mais l'ordonner à des tempéraments compro-
mis par un état morbide, par la consomption,
c'est de la folie.

« Ils sont affaiblis, donnons-leur de la viande, »
se dit le praticien hypnotisé par l'idée que celle-
ci se digérant à peu près uniquement dans
l'estomac, en 2 ou 3 heures, il pourra renou-
veler plus souvent l'ingestion de matières nu-
tritives. Malheureusement il ne suffit pas de
les manger; elles ne profitent que si on se les
assimile, et cette digestion précipitée exige
justement une vigueur qui fait défaut.

Si le malade n'est pas profondément atteint,
peut-être disposera-t-il d'une réserve de force
vitale capable de l'effectuer, alors le bénéfice
en sera seulement annulé par l'augmentation
de la dépense ; mais s'il n'est plus à même d'y
faire face, les morceaux de viande, bloc indigeste, traverseront son estomac sans lui rien
céder d'utile; ses efforts impuissants achèveront
de l'épuiser sans compensation.

Victime comme tant d'autres de semblables
erreurs, un sujet de 28 ans venait de succomber. « C'est extraordinaire, disait son médecin, à un ami du défunt, il mangeait des tran-

ches de rosbif que ni vous ni moi, allant et venant, ne pourrions absorber, et son poids déclinait chaque jour suivant une progression régulière. »

Le végétarisme a depuis lors expliqué à son interlocuteur ce phénomène si naturel. L'expérience vulgaire lui rappelle qu'il est imprudent de souffler trop fort sur une flamme mourante ; une ventilation légère en lui fournissant assez peu d'oxygène pour qu'elle puisse le consumer, la ranime au contraire progressivement.

Des aliments légers, dont la digestion facile eût permis l'assimilation, auraient rendu des forces à l'organisme sans dépasser sa capacité.

Les observations générales sur des populations entières confirment bien la justesse de ce système car la *Géographie médicale* de Boudin nous montre les conscrits du Finistère et du Morbihan qui s'accordent de la viande 5 ou 6 fois par an seulement aux jours de Grands Pardons, réformés dans la proportion de 51 à 60 pour maladie de poitrine contre 405 dans le Gers (1), pays plus chaud cependant, mais où sur 4 repas quotidiens 2 comprennent de la viande et du vin. Et la tuberculose sévit plus parmi les habitants de nos grandes cités et

---

(1) Dr Gallavardin, *Traitement alimentaire de la phtisie pulmonaire*, Lyon.

des contrées privées de culture, comme les Esquimaux, que partout ailleurs.

Malheureusement la multitude des connaissances de détail atrophie chez le savant la faculté de penser, ainsi que le remarquent le Dr Lahmann (1) et le Dr Gallavardin (2); et dans le poèle presque éteint il continue à fourrer une masse de combustible qui en étouffe les dernières braises au lieu d'y jeter quelques charbons qui laisseraient assez de place à l'air pour les rallumer.

Nourriture fortifiante, suralimentation, la Faculté ne sort pas de là ; et ses oracles empêchent le bon public d'entendre les avertissements de la nature qui manifeste les dommages latents d'une alimentation carnée par des signes non équivoques, comme la fétidité particulière de l'haleine et des excrétions du carnivore.

IV

La viande n'est pas nécessaire.

Se fortifier implique tellement à l'heure actuelle dans l'esprit de la plupart des gens

---

(1) *Dysémie*, Leipzig, 1899, chez Spaner

(2) *L'Alimentation qui procure le plus de chaleur et le plus de force. Lyon*, 1893

l'usage de la viande qu'on ne les surprend pas moins en leur parlant de vivre sans en manger qu'en promettant de leur faire voir l'invalide à la tête de bois.

C'est devenu une de ces notions toutes faites qu'on reçoit comme incontestables dès le premier âge, un de ces préjugés d'éducation à l'influence desquels il est extrêmement difficile de se soustraire, même quand l'évidence vous a contraint à en reconnaître la fausseté ! Il vous laisse des habitudes mentales qui continuent longtemps encore à aveugler instinctivement dans l'observation des faits, à égarer dans les déterminations ordinaires des actions quotidiennes accomplies inconsciemment.

Rien de plus drôle que le ton à la fois sceptique et indulgent pour notre bêtise sur lequel on nous dit : Vous croyez qu'on peut vivre sans viande ?

A ces fanatiques du régime carné, il n'y a qu'une seule réponse à faire, celle du philosophe au sophiste qui niait le mouvement : le fait existant. Il marcha devant lui sans dire un mot.

J'écris cette brochure, or je suis végétarien depuis 6 ans, voilà qui est péremptoire. En effet tous les hommes ayant la même nature, il suffit d'un seul d'entre eux supportant le poids de l'existence avec notre alimentation pour démontrer d'une manière irréfutable sa convenance pour l'espèce humaine.

En vain chercherait-on dans la diversité des tempéraments un moyen d'échapper à cette conclusion. Elle peut expliquer le plus ou moins de succès du régime végétarien suivant les individus, mais s'il lui manquait quelque chose d'essentiel à notre entretien, personne ne pourrait en vivre ?

D'ailleurs le nombre de ses partisans défie toute tentative de le restreindre à une catégorie particulière de constitutions. Ont-ils tous la même les 15000 membres des sociétés végétariennes du monde entier, et ces nombreux végétariens que leur esprit d'indépendance écarte de leurs rangs ? Voilà pour ceux qui raisonnent leur genre de vie; en dehors d'eux, une quantité infinie de gens font du végétarisme sans l'avoir formulé, comme M. Jourdain faisait de la prose, sans le savoir, par goût ou par nécessité. Ces derniers sont la majorité du genre humain. C'est gênant pour les malins qui nous traitent d'originaux.

— Dans les pays chauds il n'y a rien d'étonnant à cela, diront-ils encore. — Pardon, les Ecossais, les Irlandais, les Russes et certains habitants des plateaux glacés de la Chine ne souffrent pas précisément de la chaleur ; et aucun pays n'a de sociétés végétariennes plus prospères que l'Angleterre et l'Allemagne, contrées où ne fleurit jamais l'oranger.

Et nous Français, nous ne passons pas tous
l'hiver à Cannes. Pourtant l'usage de la
viande n'a envahi que depuis peu nos campagnes où chacun connaît encore de vigoureux
paysans qui n'en mangeaient qu'aux jours de
fête. On en trouve même aujourd'hui dans
les villages qui m'entourent, et beaucoup de
personnes se rappellent le genre de vie de
leurs grands-parents, beaux vieillards qui ne
se reconnaîtraient guère dans les descendants
malingres que leur a donnés la généralisation
du régime carné.

Le prestige de la viande tient surtout à ce
que son prix en fait un objet de luxe, et qu'aussitôt parvenu à quelque aisance l'individu en-
richi se jette sur ce que la privation antérieure
pare à ses yeux des charmes de l'inconnu.

Après la grande prospérité des XIIIe et XIVe
siècles les désastres de la guerre de Cent-Ans
firent disparaître la viande de la table du
peuple jusqu'au milieu de notre siècle, suivant
M. d'Avenel ; et les rapports des intendants
sur l'état de nos campagnes au XVIIIe siècle
nous la montre bannie des chaumières dans
le Nord de la France. La santé publique s'ac-
commode à merveille de cette *diette* (régime)
austère », dit le savant auteur de *la Vie agri-
cole sous l'ancien régime*(1), en citant les do-

---

(1) De Calonne, Paris, 1887 in-8°, p. 213.

cuments originaux ; et la race résiste parfaitement aux labeurs beaucoup plus durs alors
que de nos jours, de l'agriculture.

A notre époque dans quelques-unes de nos
provinces ces bonnes traditions ne sont pas
encore éteintes. Le Limousin ne vit-il pas de
châtaignes et de laitage, le Breton, de sarrazin
et de pommes de terre ? Mieux vaut citer ces
faits faciles à contrôler et dire ce que l'on a
constaté de ses propres yeux que d'invoquer
les relations des voyageurs sur des peuples
que leur éloignement semble placer dans des
conditions climatériques différentes.

J'ai vu au cours de 1899, en Suisse, au-des-
sus du lac de Lucerne à 700 mètres d'altitude
environ, des montagnards passant de longs mois
sans manger de viande pendant l'été, ne s'en
accordant que le dimanche le reste de l'année.

Malheureusement quelques familles ont fait
leur fortune à recevoir les étrangers dans
leurs hôtels durant la belle saison, et n'ont eu
garde de suivre leurs habitudes culinaires.
Les inscriptions funéraires du cimetière attes-
tent sur leurs croix dorées la prompte puni-
tion de cette gourmandise, tandis que les hum-
bles croix de bois noir rendent hommage à la
longévité des pauvres.

Et au Piémont, les Italiens se délectent de
leur maïs au point de ne pas l'abandonner
quand ils viennent suppléer dans les pénibles

travaux des grandes entreprises les bras de
nos compatriotes que leur bœuf n'a point pré-
servés de la défaillance, excitant leur jalousie
contre des étrangers à qui leur sobriété permet de se contenter d'un moindre salaire.

Passons-nous en Souabe, en Bavière (1), en
Russie, en Asie; partout nous trouvons nombre
d'hommes parfaitement habitués à se passer
de viande.

La *Justice sociale* du 30 janvier 1897 con-
tenait une lettre fort intéressante où l'un de
ses correspondants décrivait les mœurs des
habitants du vilayet d'Aidin en Asie-Mineure.
Il ne songeait assurément pas à nous fournir
des arguments par les constatations suivantes :
Elles n'en sont que plus probantes.

« Les paysans se nourrissent ordinairement
« de pain bis, d'oignons, de poireaux, de fèves
« et de riz. Le riz forme le plat par excellence,
« le pilaf, mets national, et dont ils sont fiers.
« Quant à la viande ils en mangent si rare-
« ment qu'elle n'entre pas en ligne de compte
« dans leur alimentation. Cette nourriture
« végétarienne les rend solides et durs à la
« fatigue. On dit communément, « *fort comme*
« *un Turc* », la chose est vraie ».

Nous n'avons point la place de reproduire

---

(1) Constatations de l'abbé Kneipp (*Revue générale de la méthode Kneipp*, 1ᵉʳ août 1896).

ici les longues listes de pays offrant de semblables exemples qu'ont dressées Smith, Mme Kingsford, la *Revue d'anthropologie* et d'autres auteurs ; qu'il nous suffise de terminer en citant les Trappistes, astreints non seulement à l'abstinence de la viande, mais encore à un jeûne presque continuel. Ils accomplissent une besogne des plus dures par les températures rigoureuses de climats opposés, sur la colline glacée du Mont-des-Cats près des rivages de la mer du Nord comme sous les rayons brûlants du soleil de Staouéli.

Pour ceux qui aiment à invoquer les anciens, les Romains étaient végétariens lorsqu'ils faisaient sentir au monde entier la force de leurs armes ; et, au moment où l'usage de la viande s'introduisit chez eux avec un luxe efféminé, commença la décadence de cette glorieuse race.

V

La viande n'est pas un aliment complet

Pourquoi manger de la viande ? C'est à ceux qui en réclament l'usage et non à ceux qui n'en exigent point qu'il incombe d'en démontrer la nécessité.

Quand ils ont une vague teinture de chimie biologique, ils croient vous avoir définitivement écrasé en invoquant sa richesse en matières azotées. Voilà en effet tantôt un demi-siècle que sur la foi de Voit et Pettenkofer l'importance presque exclusive de l'azote est passée à l'état d'axiome. Il faudrait d'après eux 118 gr. par jour d'albuminoïdes à l'homme adulte, étant donné que l'azote pur y est contenu pour 1/6 environ.

A supposer vraie cette théorie, quelle conclusion pourrait-elle autoriser en faveur de la viande ? les légumineuses sont beaucoup plus riches qu'elle en albuminoïdes, même en tenant compte de leur moindre digestibilité à raison de 1/5 ; et le froment les égale presque.

Les Fèves en contiennent.	30.8 0/0
— Haricots blancs.	25.5
— Lentilles	25.2
— Pois secs.	23.8
Le Bœuf sans graisse.	19.30
— Mouton	18.30
— Veau	16.50
— Bœuf gras	14.40
— Mouton gras.	12.40
— Porc gras.	9.80

Le Blé de 22 à 15 suivant sa provenance. Enfin notons les diverses sortes de Fromage 44, 08 à 25, 99.

« Les albumines végétales, la caséine, le légumine, le gluten sont de même valeur nutritive que les albumines animales » dit Germain Sée après Liebig qui ajoute : « Elles diffèrent à peine même dans la forme ; et, quand elles sont présentes, l'animal qui mange des grains reçoit dans sa nourriture les mêmes principes sur lesquels repose la nutrition du carnivore ». Aussi la chair des herbivores est-elle azotée au même degré que celle des carnivores. Donc ou bien les végétaux contiennent autant d'azote que la viande, ou la quantité d'azote nécessaire aux tissus est assez faible pour être fournie par des substances peu azotées. Et en réalité elle est minime. Si Voit et même Liebig se sont trompés ici au point de la fixer à 20 grammes, c'est en se basant sur la quantité d'azote éliminée chaque jour sous forme d'urée.

Il en sort telle proportion, donc il faut le remplacer, disait-on. On ne s'est pas demandé si au contraire ce ne serait pas par suite de l'introduction de cette quantité qu'il en sortait autant. Quand je verse dans un réservoir plus d'eau qu'il ne saurait en renfermer, elle déborde tout autour et s'enfuit dans le canal de décharge. Conclurait-on du volume d'eau coulant dans ce dernier qu'il faut continuer à inonder d'une masse égale les flancs du réservoir ? ne doit-on pas au contraire la réduire à ce qui suffit pour le maintenir plein jusqu'au bord lorsque son robinet de sortie fonctionne seul?

En diminuant ou en supprimant la ration d'azote certains savants mieux avisés ont démontré que l'évacuation par l'urine, au lieu de baisser brusquement avec la quantité administrée, continuait pendant les premiers jours de l'expérience à lui être bien supérieure. La provision d'azote prise en excès auparavant fournissait la différence.

Mais quelle est la quantité nécessaire à la vie ? C'est évidemment celle dont la décomposition fournit un minimum constant. Ce minimum était établi chez le jeûneur Succi dans les dix derniers jours de son jeûne, et il éliminait alors régulièrement 4 gr. d'azote, (25 gr. de matières azotées) sans qu'aucun aliment lui en procurât.

On est loin des fameux 118 grammes de Voit, et ce ne sont pas là de simples résultats de laboratoire contestables dans leur application à la masse des hommes travaillant dans la vie ordinaire.

« Les observations modernes ont démontré » disait en 1892 à l'Académie de médecine le professeur Germain Sée, « que certains peu-« ples se nourrissent presque exclusivement « d'aliments riches en hydrates de carbone et « éminemment pauvres en albumine. Je parle

« surtout des Irlandais qui se nourrissent de
« pommes de terre et des Japonais qui pren-
« nent du riz. (Voir Lapique, *Médecine Mo-*
« *derne*, 1890, n° 10). Ils restent depuis des siè-
« cles, malgré ce régime insuffisant d'après
« Voit, de vigoureux travailleurs. Bien des
« Européens ont un régime analogue, soit
« de maïs, soit de pain et de vin. Les résul-
« tats de Voit sont ainsi gravement compro-
« mis... L'homme peut donc au besoin vivre
« en n'absorbant journellement que 40 ou
« 60 grammes d'albumine, ce qui doit dé-
« sormais faire disparaître le gaspillage clas-
« sique de 118 grammes ».

Et il conclut que si « aucun aliment ne peut
remplacer l'albumine dans la reconstitution
des tissus, quelque minime que soit la ration
azotée, elle suffit pour remplir l'action répa-
ratrice. »

En effet notre corps peut être comparé à
une locomotive dont la construction exige du
fer, mais qui une fois achevée n'aura plus
besoin que de loin en loin d'une légère répa-
ration des pièces usées demandant peu de mé-
tal. Ce qu'il lui faut une fois en service, c'est
du charbon pour produire la vapeur qui l'ac-
tionnera. Pour la machine humaine, le fer
c'est l'azote ; une fois l'adulte au bout de sa
croissance, il n'a plus besoin que de très peu
d'albuminoïdes pour l'entretien de ses tissus

et de sa charpente, mais il dépensera des carbo-
hydrates et des hydrocarbonés pour travailler
et se mouvoir.

Aussi dans le lait destiné à l'enfant qui réclame le plus de matières nécessaires à une
formation rapide, la nature a placé 2 0/0 seulement de matières azotées, c'est-à-dire en
moyenne 1/10 des substances solides qu'il
contient, comment l'adulte pourrait-il utiliser
une proportion d'albuminoïdes montant à 1/5
de sa nourriture comme le veut Voit ? Elle lui
est inutile pour soutenir ses forces usées par
l'activité de l'existence ; sans cela la quantité
d'azote excrétée pendant et après un travail
intense serait inférieure à celle rejetée par
une période de repos, or elle reste identique.

La source véritable de cette énergie, notre
principal besoin, ce sont les graisses et hydrates de carbone qui, à la différence de l'albumine, se consument entièrement dans notre corps.
Sans doute, quand ce carbone manque à nos
organes, la merveilleuse faculté d'adaptation
dont le Créateur les a doués pour se plier aux
circonstances leur permet, au prix d'un effort,
d'en fabriquer avec l'excès d'albuminoïdes dont
ils disposent ; mais cette opération, aussi dé-
savantageuse que de briser avec peine ses
meubles pour alimenter son poêle, au lieu de
prendre du charbon, les épuise, tout en gre-
vant lourdement la bourse de leur propriétaire

par suite de la cherté relative de la plupart des substances azotées.

Et s'ils ne parviennent pas à transformer la totalité de l'excédent, il faut éliminer ce surplus; sinon l'azote exagère la production des acides et de leurs composés avec les matières minérales, alcalines et terreuses; les acides urique, phosphorique, oxalique, deviennent trop abondants, et gare à l'arthritisme, à la goutte, à la gravelle, à la pierre, etc. maladies rares chez les pauvres qui mangent peu de viande, et châtiment de plus en plus général de la bonne chère des riches. Autrefois réservé à un âge avancé, les gâteries ineptes de parents aisés l'ont étendu jusqu'à des enfants de 12 et 15 ans.

Donc non seulement sa richesse en matières azotées n'est pas une recommandation pour la viande, mais elle doit en déconseiller l'usage; elle contient en excès une substance dont nous aurons toujours assez, et manque complétement de ces hydrates de carbone si précieux pour nous; elle n'en possède que 0, 40 0/0, et les hydrocarbonés renfermés dans sa graisse n'en compensent pas l'absence.

VI

La véritable source d'énergie.

On comprend maintenant ce passage du Dr Bouchard. « Je ne veux point qu'on fasse « du travail musculaire avec de la viande.... « Les médecins sont coupables de cette grande « erreur économique ; c'est à eux au con- « traire qu'il appartiendrait de faire connaître « la vérité et de montrer quel abus on fait « des viandes et quel préjudice il en résulte « non seulement pour la richesse publique « mais pour la santé publique. »

C'est d'après la chaleur dégagée par la combustion d'une substance dans nos organes que l'on calcule son énergie dynamique et les expériences de Frankland en ont traduit l'effet de façon saisissante : 1 livre de gruau ou de farine d'avoine fournit la force nécessaire pour élever 2439 d'un poids donné tandis que le maigre de bœuf n'en élève que 885, la farine de froment 2383, le jarret bouilli 1041, la farine de pois 2341, le maigre de veau 726.

Le gras est 2 fois 1/4 plus énergique que le sucre et l'amidon, et le gras animal élève 5,649, mais nombre de corps végétaux comme l'olive, la noix, etc..., égalent ou surpassent

le gras animal, ce qui confond l'erreur popu-
laire considérant la graisse animale comme
indispensable dans les pays froids.

Pas n'est besoin du reste de ces savantes
recherches pour établir un fait qui saute aux
yeux. Quels sont les animaux vigoureux
employés aux travaux pénibles ? le cheval, le
bœuf qui labourent et charrient, le mulet, le
chameau, l'éléphant surtout, affectés aux trans-
ports de lourdes marchandises. Aucun ne fait
partie des carnivores. Des plus forts d'entre
ces derniers quel service pouvez-vous attendre ?
Capables d'un effort rapide mais court, ils ne
peuvent accomplir aucune tâche régulière et
durable.

Il en est de même pour l'homme. Nous avons
déjà cité pour leur longévité et leur endurance,
les populations végétariennes, nos paysans dont
la race perd son antique robustesse seulement
depuis qu'ils ont adopté les habitudes alimentaires des citadins, les Suisses, qui sur les
pentes de leurs montagnes trop ardues pour
être sillonnées de routes carrossables portent
à dos dans des hottes et des baquets toutes leurs
provisions et leurs récoltes. On a vu les Turcs
d'Asie-Mineure étonner par leur solidité et les
Trappistes résister aux veilles, aux chants, au
travail corporel et intellectuel malgré un
jeûne qui dure la majeure partie de l'année.

Les athlètes de la Grèce primitive étaien

soumis à une éducation particulière pour développer leurs forces, et leur nourriture se com-
posait de figues sèches, de noix, de fromage,
d'un pain grossier. Ils s'abstenaient de vin jusqu'aux derniers temps où l'on introduisit de la
viande dans leur régime, ce qui les rendit stu-
pides d'après la remarque de leurs contemporains.

Leurs exemples sont suivis, maintenant que
les exercices physiques reviennent à la mode;
et les végétariens anglais ont pensé que la
meilleure justification du régime résulterait
de leurs succès dans les sports modernes.

Ils ont créé un *Vegetarian Cycling Club* qui
comprend aujourd'hui 90 membres dont la
moitié environ sont des sportsmen actifs. En
1899 deux d'entr'eux, MM. Olley et Parker, ont
gagné 52 prix dont 21 premiers et deux tro-
phées de challenge. Ces coureurs et leurs amis
Pfeiderer et les deux Newmann se sont assuré
7 records variant de 323 milles (519 kilom.707)
en 24 heures à 143 milles (230 kilom. 087) en
8 h. 31, sur des routes variées et au milieu de
difficultés diverses. Enfin Bryning, le héros de
la compagnie, après avoir gagné 2 handicaps
sur 6 auxquels il prend part en 1899, détient
de nouveau en 1900 le championnat des Indes
qu'il avait conquis déjà deux fois auparavant.
On pourra voir le détail des triomphes annuels
du club depuis sa fondation dans une brochure

spéciale qu'il a publiée récemment pour le Congrès international végétarien (1).

C'est par une alimentation végétarienne, gruau d'avoine, swig, koumys, lait, raisins, pommes et oranges qu'un allemand de 24 ans nommé Miller s'est entraîné à faire en février 1899 la prouesse de rouler sur piste pendant six jours en couvrant 3530 kilomètres. Il est sorti de cette effroyable épreuve dans un très bon état.

En France même plusieurs amateurs de bicyclette démontrent par des voyages ou des raids de plus de 200 kilomètres par jour dans les pays de montagne, voyages décrits dans le *Cycliste*, que les tempéraments de toutes les nations tirent le même bénéfice du végétarisme.

Faut-il parler des touristes à pied et rappeler que la grande course de Berlin à Vienne a été gagnée par un végétarien, et que l'an dernier 6 végétariens sont arrivés les premiers dans la course de 112 kilomètres Berlin-Schonholz. Le Dr Nyssens rappelle tous ces exemples dans son intéressante brochure sur *l'Alimentation des Touristes* (2)

(1) *Vegetarian Athleticism*. Eloquent Results. London, N.-W., 90 Mansfield Road.

(2) Broch. in-8°. Bruxelles, 1900. Prix 20 c. En vente au siège de la Société végétarienne de France, 13, rue Frossart, Paris.

où l'on trouvera bien d'autres faits que nous n'avons point la place de reproduire ici.

Il faut remarquer que l'activité musculaire, causant une désassimilation plus rapide, impose une élimination plus prompte aussi de ses résidus ; il importe par conséquent de ne pas augmenter par l'ingestion d'aliments fournissant beaucoup de déchets la quantité de ceux que l'organisme et surtout les reins doivent expulser. La viande avec son excès d'albumine et de résidus fibreux offre donc un double inconvénient au sportsman. C'est à eux qu'est due la sensation de raideur des muscles qui lui enlève trop souvent son agilité, sensation dont M. Rattier déclare dans le *Cycliste* du 31 mai 1900 (1) avoir toujours observé la disparition au bout de quelque temps de végétarisme.

Pour tous les exercices et les travaux ordinaires, la viande doit son infériorité à ce que digérée presque exclusivement dans l'estomac en trois heures au maximum, elle laisse souvent se produire, bientôt après, une dépression d'autant plus grande qu'elle avait d'abord produit une excitation plus notable. La digestion des végétaux au contraire se poursuit lentement dans l'intestin d'où elle continue

---

(1) Revue publiée à Saint-Etienne, sous la direction de M. de Vivie, 5, rue de la Préfecture.

longtemps de donner au corps d'une façon
régulière des forces nouvelles ; aussi ne voit-
on pas les végétariens éprouver au milieu de
l'après-midi le besoin de goûter comme tant
de nécrophages. A bicyclette, s'ils n'ont pas
au départ l'emballement de ces derniers,
en revanche ils possèdent une endurance pré-
cieuse qui les soutient jusqu'au bout de leur
voyage. Dans leurs occupations quotidiennes
ils atteignent sans y penser le repas du soir,
même lorsqu'il subit quelque retard.

Et si ces différences ne sont pas plus accu-
sées encore entre eux et les partisans du régime mixte, c'est que les légumes et les fruits
consommés par ceux-ci remédient en partie
aux effets de la viande.

Le Dr Carpenter conclut de tout ceci :
« Nous concédons volontiers aux défenseurs
« du végétarisme qu'au point de vue du tra-
« vail physique ils ont amplement démontré la
« valeur de ce qu'on appelle communément
« le régime végétal consistant à s'abstenir de
« viande pour fournir la résistance voulue.
« Nous penchons à soutenir qu'un régime pu-
« rement végétal, s'il comprend une propor-
« tion convenable de matières oléagineuses, est
« susceptible de maintenir la vigueur du corps
« à son maximum même sous un climat ex-
« trêmement froid. Tous les forts travailleurs
« du monde, tous les animaux de trait et les

« bêtes de somme sont végétariens et cela
« prouve que les aliments végétaux renfer-
« ment tout ce qui est nécessaire à la nutrition.

« Il est d'une évidence complète que là où
« ni le lait ni aucune de ses préparations ne
« sont en usage, un régime consistant en pain,
« fruit et herbes est très suffisant pour soute-
« nir une population adonnée à des travaux
« durs et prolongés ».

Comment en serait-il autrement si la viande n'est pas l'aliment destiné à l'homme par
la nature ?

VII

L'aliment naturel de l'homme.

L'homme est-il carnivore ? Personne n'ose
le soutenir. Essayez donc de manger exclusivement de la viande, ne fût-ce que pendant
quelques jours, sans pain, sans légumes, sans
fruits, sans lait ni œufs. Le goût seul se
révolte à cette pensée, avant que les désor-
dres produits par un tel régime dans l'organisme fassent renoncer à semblable tentative.
On ne la conçoit même pas, tandis qu'au
contraire, ceux qui tiennent le plus à la viande,

ne sauraient contester la possibilité de vivre en y renonçant.

Ils ont raison, car les naturalistes Cuvier (1), Gassendi (2), Lawrence (3), Bell (4) leur disent avec Linné (5) : cette espèce de nourriture (les fruits) est ce qui convient le mieux à l'homme ».

En vain le nom de canines donné à 4 de nos dents éveille-t-il cette idée fausse d'une ressemblance quelconque avec les animaux carnivores : « Celles-ci, répond Lawrence, ne dépassent pas le niveau des autres en longueur et ne sont pas appropriées au but auquel ces dents servent chez les carnivores ». Ouvrez la gueule de votre chien, ou quand les lions et les tigres du Jardin des Plantes bâillent au soleil examinez leurs mâchoires.

Leurs dents rondes, unies, aiguës, sont isolées les unes des autres et ne peuvent, vu leur longueur, se loger que dans les intervalles de la mâchoire opposée : elles sont destinées à déchirer une proie, sans retenir la moindre parcelle des fibres de sa chair qui puisse y

---

(1) *Règne animal*, p. 46.
(2) *Œuvres*, vol. X p. 20.
(3) *Lectures sur la physiologie*, p. 188.
(4) *Anatomie physiologie et maladies des dents.*
(5) *Amœnitates académiœ*, vol. X, p. 8.

pourrir et les gâter. Les dents du frugivore au contraire, comme le singe avec lequel nous avons sur ce point le plus de ressemblance, sont serrées, triangulaires, courtes, reposant sur celles de la mâchoire opposée, les incisives coupantes pour trancher les pulpes, les molaires plates pour écraser les graines ; 4 seulement, les canines, sont pointues pour briser les écorces de certains fruits et, si elles refusent maintenant ce service à l'homme, c'est qu'il les a affaiblies pour l'abandon de sa nourriture originaire. Toutes sont serrées, et lorsque des fibres de la viande pénètrent dans leurs interstices étroits, elle s'y décompose et les endommage. Le cure-dents devient alors une arme indispensable; mais, la nature qui pourvoit aux besoins créés par elle n'en ayant point placé dans la poche du père Adam et pour cause, il serait hardi de soutenir qu'elle nous ait exposé à un danger dont elle a bien su préserver les êtres destinés à se nourrir de viande.

Enfin, le carnivore ne mâchant pas la viande est privé de la faculté de mouvoir ses mâchoires latéralement, comme nous le faisons pour ramener sous leur trituration nos aliments et les mélanger intimement à la salive abondamment sécrétée par les glandes salivaires. Cette salive contient de la ptyaline dont la propriété est de changer en sucre l'amidon commun dans les végétaux mais absent dans la viande ; aussi les glandes étroites des carnivores ne secrètent point.

Les carnivores ont une langue rude et boursouflée ; faites-vous lécher par votre chat, et une désagréable sensation vous montrera qu'il possède une espèce de râpe propre à dissocier la viande des os, tandis que les herbivores et frugivores ont une langue douce comme la nôtre.

La viande, en raison de sa corruptibilité, doit être digérée rapidement, et après un séjour dans l'estomac du carnivore dont le nôtre diffère déjà, elle n'a plus à traverser qu'un intestin court et lisse possédant une longueur triple seulement de celle du tronc, autrement un séjour plus long, de la chair avalée empoisonnerait l'animal. L'abondance de ses toxines exige au contraire leur destruction rapide et le foie est très large chez lui. Tandis que l'amidon des végétaux étant digéré principalement par les sucs du ventre, il faut qu'ils y séjournent davantage ; et comme les frugivores nous avons avec un foie assez étroit des intestins garnis de replis 12 fois longs comme notre tronc. Les jambes ne doivent point entrer en ligne de compte dans cette comparaison entre l'homme et des animaux dont on ne prend la mesure proportionnelle que jusqu'à la naissance de la queue. C'est pour l'avoir oublié que l'on a, parfois contesté la justesse de notre calcul.

Enfin la peau des carnivores ne présente pas de pores de sudation tandis que celle des frugivores en est munie et quecelle de l'homme en offre 7 millions pour rayonner la chaleur et exhaler les substances carbonatées des fruits et des plantes.

L'exhalaison du carnivore est restreinte à la langue qu'il est si souvent obligé d'allonger et il ne transpire pas.

Soit, dira-t-on, mais l'homme ne serait-il pas omnivore? — Il constituerait alors une exception dans les lois de la nature qui n'a fait aucun animal omnivore, mais a donné à chacun les organes les mieux appropriés à la digestion de la nourriture qu'il lui destinait. La dentition du cochon et de l'ours, dans l'organisme desquels on trouve le plus de caractères communs aux espèces herbivores et carnivores, diffère encore de celle de l'homme ; et ces animaux, quand ils sont libres, préfèrent les fruits, les racines et les grains.

Nous trouvons « en examinant les dents et la mâchoire ou les instruments immédiats de la digestion que la structure humaine ressemble minutieusement à celle des singes qui, dans l'état naturel sont complètement phytophages » (Lawrence).

Remarquons d'ailleurs qu'il ne s'agit pas de

savoir si l'homme peut vivre avec le régime mixte un temps plus ou moins long, mais bien quelle est l'alimentation que la nature a spécialement adaptée à ses organes et qui lui permet ainsi d'arriver au plein développement de son être.

Le singe aussi, quoique certainement frugivore comme il le prouve dans les forêts où il n'obéit qu'à son instinct, peut s'accoutumer à la viande que lui servent ses gardiens ; mais aussitôt il devient sujet aux maladies de l'homme, et pendant qu'on l'astreint à ce régime sous prétexte de le fortifier contre la température rigoureuse de nos climats, il succombe fréquemment à la tuberculose.

La nature, disions-nous, donne à chaque être le moyen de se procurer son aliment normal; or si elle a préparé la chair animale pour la nourriture de l'homme, elle a dû lui donner non seulement la facilité de se l'assimiler mais encore lui fournir les moyens de se la procurer.

L'alimentation étant un besoin immédiat il devait les posséder dès le moment de sa création. Il serait mort de faim s'il lui avait fallu attendre que les progrès de son industrie lui eussent confectionné les armes nécessaires pour tuer sa proie, le feu et les ustensiles indispensables pour la cuire.

Les carnivores en effet ont un odorat affiné

pour flairer, une course rapide pour atteindre leurs victimes, des griffes pour les saisir et les éventrer ou des crocs puissants pour les déchirer et ils peuvent les avaler même avec la peau, les poils, les os.

Voit-on au contraire le pauvre Adam s'essouflant à courir inutilement après les lièvres, les bœufs alors sauvages, et, à supposer qu'il les ait enfin attrappés ne sachant comment les tuer, les dépecer ; aurait-il mordu à même, n'ayant ni couteau pour les écorcher et les nettoyer, ni feu pour les rôtir ?

Les fruits poussés spontanément sous le soleil de l'Asie s'offraient à ses yeux tournés vers le ciel, ses mains n'avaient qu'à les prendre, il pouvait les manger sans apprêt avec toute la saveur de leur délicieuse crudité. Voilà bien la table dressée pour lui par le Créateur alors que Véfour ni Duval n'étaient encore là pour servir à nos ancêtres des viandes dont une sauce perfectionnée déguise les âpres effluves qui répugnent à notre goût naturel.

L'habitude seule nous les dissimule, mais examinez ceux qu'elle n'a point encore pervertis. L'enfant qui étend ses petites mains vers les fruits, les biscuits, se détourne avec une moue significative de la viande et du vin, jusqu'à ce que par une fâcheuse violence maintes fois répétée on l'y ait habitué. Les femmes enceintes éprouvent une aversion analogue, et l'adulte, malgré une accoutumance prolongée, ne ressent pas en présence de la viande crue cette satisfaction, ce violent attrait que la nature a donné à chaque animal pour son aliment normal.

La bête de proie, dès qu'elle sent sa victime, éprouve un frémissement de plaisir ; elle la flaire avec volupté, ses yeux brillent. L'étalage du boucher séduit-il ainsi vos regards ; ses émanations charment-elles vos narines ? Vous vient-il la tentation de mordre dans les quartiers de bœufs exposés ? Dépouillée des saveurs empruntées à l'art culinaire, la chair vous dégoûte et tous plaignent sincèrement les malades à qui les médecins prescrivent de la manger crue. Même cuite, que de gens ne peuvent l'avaler saignante ?

A l'inverse les pêches, les poires, les fraises du jardin vous font venir l'eau à la bouche suivant une expression que la vue d'un beefsteack ne vous ramènera jamais à l'esprit. Un joli pain vous attire ; et si l'habitude de faire cuire les céréales et les légumes rend au premier abord étonnante pour vous l'idée de les consommer sans préparation, elle ne vous rebute nullement néanmoins. Les Orientaux aux dents solides ont même conservé l'usage de froisser les épis dans leur main pour en croquer les grains, comme l'Evangile nous montre les disciples du Christ occupés à le faire dans une des courses apostoliques, où ils l'accompagnaient.

C'est l'instinct naturel qui parle encore à certains moments.

L'histoire confirme ici le résultat des observations par lesquelles nous venons de le reconnaître.

Lisons dans la Bible le récit de la création de l'homme. Dieu s'adresse à lui après l'avoir mis sur la terre, pour le soumettre à son empire. « *Replete terram et subjicite eam, et dominamini piscibus maris et volatilibus cœli et universis animantibus quæ moventur super terram* ». Il ne parle pas de les manger, et cela est d'autant plus frappant que c'est immédiatement après qu'il va indiquer à notre premier père les substances destinées à lui servir de nourriture : « *Dixitque Deus : Ecce dedi vobis omnem herbam afferentem semen super terram et universa ligna quæ habent in semetipsis semen generis sui ut sint vobis in escam* ». C'est clair et Dieu continue en désignant la même nourriture aux animaux eux-mêmes.

Ce n'est pas un enseignement, mais un témoignage que nous empruntons ici au texte sacré. Il n'a pas pour but de nous donner des leçons de physiologie, mais il rapporte des faits, et ils sont concluants. Celui qui connaît parfaitement la constitution intime de l'homme, puisqu'il en est l'auteur, ne fait point figurer la viande parmi les aliments qu'il lui a préparés.

Sans doute, comme l'hygiène n'a qu'une importance secondaire et terrestre, Dieu ne fera pas à l'homme une loi de se conformer à ces indications lorsqu'une grave offense de ce dernier, en lui signifiant ses désirs d'indépendance vis-à-vis de lui, le déterminera à restreindre ses préceptes aux principes essentiels du bien et du mal.

Entre un père et son fils, tant que règne une douce confiance, on ne craint point d'échanger de bons conseils même sur des choses d'ordre inférieur. Survienne la brouille, aussitôt chacun prend ombrage de la moindre immixtion de l'autre dans ses affaires, et l'on n'exige plus que le respect des droits importants. Ainsi à l'heureuse époque où l'innocence primitive de sa créature permettait à Dieu de l'entretenir familièrement, il lui montrait ce qui convenait le mieux à une santé dont la parfaite conservation était l'un des avantages de son bonheur complet et lui assurait cette immutabilité qui devait se continuer dans le ciel sans qu'elle y parvînt à travers la mort.

Après la sentence qui lui infligea le trépas comme un châtiment, c'était encore le régime végétarien qui procurait la longévité aux patriarches, longévité supprimée après le déluge,

en même temps que la permission de consommer la chair des animaux leur était concédée.

Mais les traditions profanes comme le récit sacré conservent toujours ce souvenir que
dans l'âge d'or où l'homme ne s'était pas encore éloigné des conditions primitives de sa
nature, il ne touchait point à la viande. Plu-
tarque dans une dissertation sur l'*Usage de
manger de la chair* s'en fait l'écho en décla-
rant que l'alimentation animale est pour notre
corps contraire à la nature, et Chrysippe, nous
apprend Aulu-Gèle, avait encore pour maxime
favorite ce passage d'Euripide : « Quelles autres choses faut-il aux mortels que les fruits
de Cérès pour nourriture et l'eau pour boisson ?
Ces présents de la nature sont placés sous notre
main, jamais ils n'inspirent le dégoût ni la
satiété. Mais l'homme perverti par le luxe
cherche d'autres aliments et invente des mets
raffinés. »

L'histoire atteste donc d'une voix unanime
cette vérité déjà écrite en caractères indélébi-
les dans notre anatomie que la viande n'est
pas notre aliment normal.

Confirmée par la biologie, la chimie, la
pathologie, l'ethnographie et l'expérience, elle
donne au végétarisme des bases réellement
scientifiques.

Membre de la Société végétarienne.

TABLE

Introduction.

Bases scientifiques
d'une alimentation rationnelle.

Mayenne, Imprimerie SOUDÉE et COLIN